DE L'EMPLOI

DES

DRAGÉES Toni-Purgatives ORIENTALES

(Tsan-pa-ta-tching)

ET DU

TRAITEMENT CONVENABLE

pour leur aider à rétablir la santé.

> Ils connaissaient mieux que nos modernes mécaniciens les lois de l'économie, les anciens qui croyaient qu'avec nos humeurs, les purgatifs évacuaient nos maladies.
>
> BICHAT (*Recherches sur la vie et la mort.*)

DRAGÉES Nᵒ 1 (la boîte, 2 fr. 25). — *Maladies bilieuses et glaireuses* : Embarras gastrique, embarras intestinal, gastrorrhée, ictère ou jaunisse, diarrhée catarrhale, fièvre bilieuse, etc. — *Maladies de la peau* : démangeaisons, prurigo, dartres, gale, etc. Catarrhe pulmonaire, bronchite chronique, asthme, rhumes. Abcès aigus, abcès chroniques froids ou chauds, tumeurs blanches, scrofules, plaies suppurantes, furoncles, panaris, erysipèles. Constipation, coliques, diarrhée, dyssenterie. Age critique. Surdité. Migraine, névralgie, maux de tête. Hydropisies. Fièvres. Pléthore, etc.

DRAGÉES Nᵒ 2 (la boîte 5 fr.) — *Goutte et Rhumatismes.*

DUBUIS, Pharmacien

à St-Symphorien près Lyon (Isère),

Dépositaire général.

ENVOI DES DRAGÉES

franco par la poste, contre des mandats ou timbres-poste.

Se trouvent dans toutes les Pharmacies.

DE L'EMPLOI

DES

DRAGÉES Toni-Purgatives ORIENTALES

(Tsan-pa-ta-tching)

ET DU

TRAITEMENT CONVENABLE

pour leur aider à rétablir la santé.

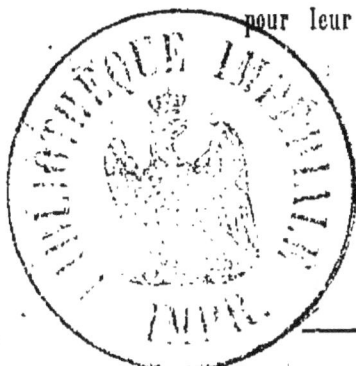

> Ils connaissaient mieux que nos modernes mécaniciens les lois de l'économie, les anciens qui croyaient qu'avec nos humeurs, les purgatifs évacuaient nos maladies.
>
> BICHAT (*Recherches sur la vie et la mort.*)

DRAGÉES No 1 (la boîte, 2 fr. 25). — *Maladies bilieuses et glaireuses :* Embarras gastrique, embarras intestinal, gastrorrhée, ictère ou jaunisse, diarrhée catarrhale, fièvre bilieuse, etc. — *Maladies de la peau :* démangeaisons, prurigo, dartres, gale, etc. Catarrhe pulmonaire, bronchite chronique, asthme, rhumes. Abcès aigus, abcès chroniques froids ou chauds, tumeurs blanches, scrofules, plaies suppurantes, furoncles, panaris, erysipèles. Constipation, coliques, diarrhée, dyssenterie. Age critique. Surdité. Migraine, névralgie, maux de tête. Hydropisies. Fièvres. Pléthore, etc.

DRAGÉES No 2 (la boîte 5 fr.) — *Goutte et Rhumatismes.*

DUBUIS, Pharmacien
à St-Symphorien près Lyon (Isère),
Dépositaire général.

ENVOI DES DRAGÉES
franco par la poste, contre des mandats ou timbres-poste.

Se trouvent dans toutes les Pharmacies.

MONSIEUR LE CURÉ,

Je mets à votre disposition, *à moitié prix*
(franco), quelques boîtes de DRAGÉES ORIENTALES,
pour les personnes indigentes et malades de
votre paroisse ou de votre connaissance. Je me
ferai un devoir et un plaisir de les expédier sur
votre demande ; car tout en pratiquant la cha-
rité, je servirai mes intérêts, qui consistent à
faire connaître cette nouvelle préparation, aussi
commode qu'efficace. (Et d'ailleurs, je ne ferai
que répondre à l'intention de M. H. Wilson
Missionnaire, qui a habité fort longtemps
l'extrême Orient, à l'obligeance duquel je
dois la connaissance de ce nouveau remède).

Veuillez agréer, Monsieur le Curé, mes salu-
tations respectueuses

A. DUBUIS,
Pharmacien, dépositaire général.

AVANT-PROPOS.

> Toutes les maladies guérissent par
> quelque évacuation, qui a lieu ou
> par la bouche, ou par les intestins,
> ou par la vessie.
>
> HIPPOCRATE.

S'il est aujourd'hui une chose manifeste, c'est l'innombrable quantité de médicaments que la *spécialité*, disons le mot, la spéculation, a fait naître; chacun a trouvé la pierre philosophale, le talisman qui guérit de tous maux et prolonge la vie indéfiniment, hélas! souvent le talisman ne sert qu'à tromper le pauvre malade; la pierre philosophale, qu'à enrichir son hardi et heureux inventeur.

Comment donc faire pour distinguer ce qui est bon d'avec ce qui ne l'est pas? la chose n'est point facile : les médecins eux-mêmes, sont bien embarrassés pour éliminer l'ivraie du bon grain, ignorant presque toujours la composition du remède qui leur est offert.

Il faut donc de toute nécessité;

ESSAYER POUR JUGER.

C'est ce que nous demandons avec la plus grande confiance; pour la préparation que nous offrons aujourd'hui au Public, elle n'est pas, en effet, la première venue. Connue en Orient, depuis les temps les plus reculés, sous le nom de *tsan-pa-ta-tching* (le remède, la nourriture céleste), elle y jouit de la plus grande réputation, on pourrait dire, de la plus grande vénération.

L'Orient, berceau du genre humain, l'est aussi de la science ; souvent nous ne sommes que des plagiaires croyant être des novateurs, telle découverte annoncée de nos jours avec fracas est connue de la Chine depuis des dix, vingt, trente siècles ; aussi, bien avant Hippocrate le soi-disant Dieu et créateur de la médecine, y connaissait-on les maladies, leurs causes, et le moyen de les guérir, Hippocrate le reconnaît lui-même, *la médecine* dit-il, *est crée depuis longtemps,* et puis l'homme à l'état primitif n'avait-il pas l'instinct? l'instinct qui a montré le chemin à la science expérimentale et raisonnée, l'instinct, science infuse qui fait connaître au sauvage vivant dans les savannes d'Amérique, le remède sûr, contre la morsure du serpent à sonnettes et la piqûre aussi meurtrière de certaines plantes, *quum nihil didicerit facit quœ expediunt.*

Ce médicament sous forme de *dragées,* offre plusieurs avantages ; d'abord, il se prend sans aucune difficulté, sans dégoût, ensuite, il se conserve indéfiniment, la couche sucrée dont il est recouvert le préservant du contact de l'air ; cette couche en facilite encore la solubilité, et il ne *passe* pas non digéré, comme font souvent les pilules.

Avec l'emploi de cette préparation, point de diète, point de tisane, ni d'infusion d'aucune sorte, à moins cependant que la personne ne le préfère, car, sans être nécessaires, les boissons ne sont pas contraires, repas substantiel *immédiatement* après leur absorption, (excepté pour le numéro 2) vin généreux, café noir, etc.

Si la maladie demandait la diète, il faudrait, bien entendu, l'observer, l'effet désirable ne s'en produirait pas moins, mais on pourra dans cette circonstance, ressentir quelques malaises, qui ne seront d'ailleurs que de courte durée.

En prenant ces dragées avant le déjeûner, ou avant n'importe quel repos, elles agiront *ordinairement,* deux à trois heures après, produiront un nombre de selles à peu près égal à la quantité de dragées qui aura été absorbée et cela sans le plus léger malaise.

Il faudra, disons-nous, faire un bon repas *aussitôt* après

avoir fait usage de ce purgatif ; on devra à ce repas s'abstenir d'aliments d'une digestion difficile, de Crudités, de Lé-
gumes, de Salade, faire après un peu d'exercice, éviter le
froid, ne pas se mouiller, enfin aider autant que possible
l'organisme dans les circonstances particulières ou il se
trouve.

Ces *dragées* ne débilitent pas, elles tonifient, au contraire,
donnent de la vigueur, de la force aux organes, propriété
précieuse qui fait que leur emploi n'est jamais nuisible, et
qui suffirait seule, pour leur faire donner la préférence sur
tout autre évacuant.

Il n'entre dans leur composition aucune substance miné-
rale, elles sont entièrement assimilables, bien différentes en
cela, de beaucoup de purgatifs plus ou moins minéraux, qui
introduisent dans le corps des principes hétérogènes, qui
absorbent ensuite, pour être éléminés, la force vitale, guérissent un mal pour en produire un autre.

Le Nº 1, quoique particulièrement convenable dans les
maladies et affections déjà énumérées, peut être employé
avec avantage toutes les fois qu'on aura besoin d'un évacuant, circonstance qui se présente extrêmement souvent, les
maladies étant *toujours causées*, d'après Hyppocrate, Syden-
ham, et beaucoup d'autres médecins moins célèbres, par un
principe morbide, dont la nature seule n'a pu se débarrasser,
(*ils connaissaient mieux que nos modernes mécaniciens, les
lois de l'économie, les anciens qui croyaient qu'avec nos
humeurs, les purgatifs évacuaient nos maladies*). Ces pa-
roles sont de Bichat, médecin d'un grand génie, qui a été à
l'anatomie et à la physiologie, ce que fut Lavoisier à la chimie,
mort à 32 ans, d'un accident ; ses travaux ainsi que ses doc-
trines sont immortels.

DOSES des *dragées* nº 1 (voir plus loin pour le nº 2).
Le nombre de dragées, ne peut être fixé d'avance pour
chaque individu, rien de plus bizarre et de plus variable
que l'effet des purgatifs ; à une personne débile, il en faudra
parfois une quantité extrêmement forte, et à l'homme le plus
vigoureux, une très-faible dose. On commencera donc par

le nombre moyen, qui est de, *cinq*, pour un homme, *quatre* pour une femme, et *une à trois*, pour un enfant au-dessous de quinze ans. Cette dose servira de guide, on la continuera, on l'augmentera ou on la diminuera, selon qu'on aura été assez, pas assez, ou trop purgé.

Quelle quantité qu'on prenne de ces dragées, elles ne produiront jamais d'effet nuisible.

DRAGÉES toni-purgatives ORIENTALES.

Nº 1.

Maladies bilieuses et glaireuses, Embarras Gastrique, Embarras Intestinal, Gastrorrhée, Ictère ou Jaunisse, Diarrhée catarrhale, Fièvre bilieuse etc. Les médecins et les physiologistes les plus célèbres, Asclépiade de Bithynie à leur tête, n'hésitent pas à déclarer que la surabondance de ces deux humeurs, est la cause du plus grand nombre de nos maux : en effet, la machine humaine ne peut se mouvoir qu'au moyen d'un système de rouages des plus compliqués, chaque organe y est essentiel, et dès que l'un deux fonctionne mal, tous les autres s'en ressentent, la *bile* et les *glaires* étant naturellement en contact avec chacun d'eux, il en résulte une influence de chaque instant, sur tout l'organisme, leur surabondance générale ou locale peut donc aussi à tout moment, influencer sur la santé.

La présence d'une trop grande quantité de bile ou de glaires sera reconnue aux symptômes suivants ; Perte de l'appétit, Acreté à l'arrière-gorge, langue recouverte les matins d'un Enduit jaunâtre ou Verdâtre, Maux de tête, Étourdissements, Envie de vomir, Mauvaises digestions, Malaises indéterminés, etc.

Les personnes sujettes à ces accidents et aux maladies qui peuvent s'en suivre, devront faire souvent usage des *dragées orientales*, à la rigueur elles seront leur seul remède, même en cas de jaunisse. La *dose* (voir *doses*, avant-propos)

sera *purgative* ou *dérivative*, selon les circonstances ; purgative, et employée deux jours de suite, quand les malaises
seront bien prononcés ; dérivative, dans le plus grand nombre de cas, cette dose sera en effet la règle et la précédente
l'exception, *une, deux, trois* dragées, selon le besoin et leur
action sur la personne, prises avant n'importe quel repas,
produiront l'effet le plus salutaire, elles éviteront l'accumulation de la *bile* et des *glaires*, et l'évacueront insensible-
ment si elle existe, ainsi, on pourra les employer très-souvent,
tous les jours, si cela est nécessaire, elles ne fatigueront nulle-
ment, ne demanderont aucun soin, aucune précaution, on
pourra, vaquer à ses affaires comme si de rien n'était ; ce
sera, en un mot, le *vade mecum* de la santé des gens glai-
reux et bilieux qui les garantira des maladies auxquelles ils
sont exposés, et les guérira si elles existent.

Démangeaisons, prurigo, dartres, gale, etc.

Ces affections cutanées, sont toutes produites par un vice
du sang et des humeurs, la gale excepté. Mêmes *doses* et
même mode d'administration des *dragées* que pour les
maladies précédentes, mais le mal étant moins constitutionnel une fois guéri entièrement, il ne sera plus nécessaire d'en continuer l'usage.

L'action curative des *dragées*, devra en outre être se-
condée par un traitement sudorifique convenable. Tisane
de Bardane, de Douce-amère, de Patience, de Saponaire, de
Salsepareille, au choix du malade, Pastilles Soufrées, six
par jour, pommade ou cérat soufré en onctions s'il y a plaies,
pommade d'Helmerick en frictions ou eau phéniquée en
lotions en cas de gale, bains sulfureux, etc.

Si à ce traitement continué, surtout au printemps, le mal
ne cède pas, il ne cèdera à nul autre moyen, qu'on persévère
quinze jours, un mois, deux mois s'il le faut, la confiance sera rarement trompée, dans cette dernière circonstance, on devra autque durera le traitement, faire usage

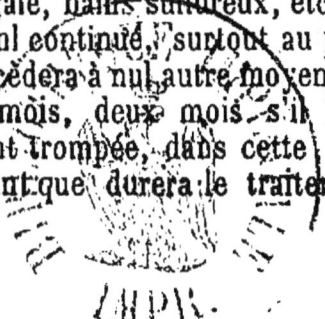

une fois, tous les huit jours des dragées à *dose purgative* (voir *doses*, avant-propos).

Catarrhe pulmonaire, bronchite chronique, asthme, rhume.

Les trois premières affections attaquent surtout les vieillards, elles seront grandement diminuées, sinon guéries par l'emploi des *dragées toni-purgatives orientales*, car tout en suppléant à l'atonie des organes, elles leur rendent la vigueur nécessaire pour remplir leurs fonctions. La dose sera de *trois* à *quatre* deux fois la semaine, parfois même, on se trouvera bien de continuer ce nombre plusieurs jours de suite, on devra se guider sur l'intensité et la ténacité du mal.

Les bons effets de ce médicament seront facilités par les moyens suivants, auxquels d'ailleurs on n'aura pas besoin souvent d'avoir recours. Boire *trois* à *quatre* tasses par jour, surtout le matin et le soir, d'une infusion tiède d'Erysimum, d'Hysope, d'Aunée, de Bourgeons de sapin, d'Eau de goudron, au choix ; faire usage dans la matinée de quelques pastilles de Kermès ou d'Ipeca, une cuillerée à bouche de temps à autre de sirop de Tolu ou de Benjoin, purs, ou mêlés à la tisane sus-indiquée, emplâtre de poix de Bourgogne entre les épaules, etc.

En cas de simple Rhume, boissons émollientes, sirops pectoraux, et sur la fin, dragées à *dose purgative*, deux fois, à trois jours d'intervalle.

Ces *dragées* agissent comme désobstruant et comme dérivatif, remédient aux expectorations difficiles et incomplètes, stimulent les fonctions des intestins, qui attirent à eux les humeurs qui tapissent les bronches, remplissent la poitrine, gênent les poumons et rendent la respiration difficile, et même parfois, presque impossible.

**Abcès aigus, abcès chroniques, froids ou chauds, tu-
meurs blanches, scrofules, plaies suppurantes, furoncles, panaris, erysipèles.**

Dans ces nombreux cas de maladies on plutôt d'affections, les purgatifs sont de toute nécessité, la surabondance et le vice des humeurs sont manifestes la nature
cherche à s'en débarrasser, il faut se hâter de lui venir
en aide.

On prendra dans ce but, et jusqu'à guérison complète, une
ou deux fois la semaine, les *dragées* à *dose purgative* (voir
doses, avant-propos), selon que le mal sera chronique ou acci-
dentel, souvent les cataplasmes de farine de graine de lin seront nécessaires ; si la douleur est vive, les arroser de baume
tranquille; si on veut faciliter la suppuration ou l'ouverture
des abcès, onguent de la mère, onguent suppuratif, bains.

Les personnes affectées d'*abcès froids*, de *tumeurs blanches*, de *scrofules*, devront faire usage des amers, des Toniques, des Ferrugineux, tisane de Houblon, infusion de Gentiane, de Lichen, trois tasses par jour, sirop d'Iodure de fer
ou Huile de foie de morue, deux à trois cuillerées à bouche
par jour pour les adultes , les enfants en prendront des
cuillerées à café, ou des demi-cuillerées à bouche selon leur
âge, bonne nourriture, bon vin. Ce traitement devra être
continué sans se lasser ; des semaines, des mois seront nécessaires, le mal est constitutionnel, les humeurs, le sang
sont à renouveller, travail qui ne peut se faire en un jour.

On pourra souvent faire avorter les Furoncles et les Panaris,
si dès leurs début, on les recouvre d'une application d'Onguent Mercuriel ou de Teinture d'iode, mais alors il faudra se hâter de se purger.

L'*erysipèle* qui peut être très grave, est caractérisé par
l'inflammation superficielle de la peau, avec fièvre, la partie
affectée est ordinairement parsemée de petites pustules.
Boissons rafraîchissantes acidulées, Eau Vinaigrée, Limonade

citrique, Petit-lait, lotions avec la décoction de racine de Guimauve, de fleurs de Sureau, et si le mal est trop intense, sangsues, saignées, etc.

À l'apparition de ces symptômes, se hâter de se purger avec les *dragées orientales*, en prendre une dose fortement purgative, (voir *doses*, avant-propos) et répéter, mais à dose moins forte, quand le mal sera sur son déclin.

Constipation, coliques, diarrhée, dyssenterie.

La constipation et les coliques qui en sont souvent la suite, résultent ordinairement d'un *embarras* des intestins, ou de leur irritation par l'épanchement d'un surcroit de *bile*, dans le premier cas, les matières solides ou glaireuses s'y accumulent s'y corrompent, deviennent sèches ; les muqueuses des conduits intestinaux ne pouvant plus suffire, par leur sécrétion, à leur ramolissement ; dans le second cas, le contraire à presque toujours lieu, la secrétion des muqueuses est trop abondante ; il y a diarrhée et même dyssenterie ; dans l'une ou l'autre circonstance, il faut chasser hors du corps le principe morbide au moyen des purgatifs.

S'il y a *constipation*, il faudra préluder à l'emploi des *dragées* par un traitement émollient de quelques heures, infusions de Mauve, de Guimauve, de Pariétaire, de Graine de lin, etc. Cataplasmes de farine de graine de lin, lavements miélés ou huileux, bains généraux.

Les *dragées* seront alors prises à *dose purgative* (voir *doses*, avant-propos), et deux jours de suite ; si la constipation résistait, prendre la même quantité de dragées dissoutes dans un lavement.

Les fonctions naturelles ne tarderont pas à se rétablir, et seront d'autant moins sujettis à être troublées de nouveau que le purgatif aura mieux agi ; s'il y a *diarrhée* ou *dyssenterie*, on se purgera de la même manière, et tout sera dit. Cependant, si on était altéré, boissons rafraîchissantes, tisane d'Airelles, de Riz, de Gruau, etc.

Les personnes sujettes à ces indispositions, feront bien de s'abstenir de mêts irritants, de spiritueux, et de faire usage de temps en temps des dragées, *une* ou *deux* par jour ; avec cette précaution, elles seront rarement, et peut-être plus jamais, indisposées sérieusement.

Age Critique.

A cette époque de la vie, le corps est sous l'influence d'une crise, qui est l'inverse de celle de la puberté : à celle-ici, il faut des Toniques ; à celle-là des Évacuants ; dans l'une, le sang fait défaut, par suite d'un nouveau besoin de la nature ; dans l'autre, ce besoin cessant, un dérivatif est nécessaire pour suppléér à la pléthore qui pendant un certain temps, en est nécessairement la suite.

Les *dragées toni-purgatives orientales* agissent ici comme il sera dit plus tard pour la pléthore proprement dite, elles stimulent l'activité du tube digestif et des intestins, tonifient l'organisme qui en a un pressant besoin ; les secrétions augmentent et sont évacuées, le vide se fait autour des vaisseaux sanguins, le sang circule mieux, son assimilation augmente, et tout malaise disparaît. Pour obtenir ce résultat, il suffira de prendre tous les deux jours *une* ou *deux dragées*, et tous les mois une *dose purgative* (voir *doses*, avant-propos).

Surdité.

L'appareil auditif est des plus compliqué, et d'autant plus sujet à être influencé, que les parties qui le composent, sont d'une extrême délicatesse, un rien peut altérer la finesse de l'ouïe, le conduit auditif est-il obstrué par un flux de sang ou d'humeur, le liquide aqueux qui remplit l'oreille interne devient-il séreux, etc., les vibrations sonores n'arrivent plus qu'imparfaitement au nerf acoustique, et les sons ne sont plus perçus que plus ou moins.

Si la *surdité* n'est pas l'effet de l'âge, mais accidentelle, sans lésion organique, elle sera guérie presque toujours par le traitement suivant. D'abord, les *dragées à dose purgative* (voir *doses*, avant-propos) deux jours de suite, tenir dans les oreilles un bourrelet de coton imprégné d'un mélange de parties égales de baume tranquille et d'éther sulfurique, le renouveler trois à quatre fois par jour.

Si la surdité ne disparaissait pas entièrement à ces premiers moyens, mouches de Milan derrière les oreilles ou à la nuque.

La pléthore, l'embarras gastrique, les maladies de la peau, une métastase rhumatismale, etc., etc, peuvent causer la surdité. Si on était atteint de ces maladies, il faudrait donc d'abord les guérir, sinon cette affection pourrait être rebelle à tout traitement.

Migraine, névralgie, maux de tête.

On devra commencer à employer les dragées, comme il est indiqué à l'article *surdité*, et légères infusions de thé ou de café noir ; puis repos absolu dans l'obscurité. A ces premiers soins, les douleurs disparaîtront presque toujours ; s'il n'en était pas ainsi, Eau sédative dédoublée ou Eau éthérée en compresses sur le front, Bains de pieds sinapisés ou au Sel de cuisine, et enfin, si les accès étaient intermittents, sulfate ou mieux valérianate de quinine, *vingt-cinq à trente centigrammes* par jour, dans de l'eau sucrée, ou en pilules, au moment où le mal serait le moins violent. Cette dose de sel de quinine pourra être répétée deux à trois fois, à un jour d'intervalle, ou même deux à trois jours de suite ; ne jamais la prendre quand la douleur est dans toute sa force. Souvent des Mouches d'opium placées sur tes tempes produiront aussi un bon effet.

Ces *maladies nerveuses* tiennent à des causes diverses et peu connues. Cependant l'absence de sommeil, et les mauvaises digestions surtout, les déterminent souvent ; les

personnes qui en sont affectées feront donc bien de prendre, comme préservatif, *une dragée* avant leur principal
repas ; cette simple précaution produira les meilleurs résul-
tats.

Hydropisies.

On donne le nom d'*hydropisie* à l'accumulation de sérosité
dans le tissu cellulaire ou dans les membranes séreuses : la
suppression de la transpiration, la suppression de diverses
sécrétions, la non-transformation en sang du fluide séreux
etc., affections presque toujours produites par la *débilité*, en
sont la cause, aussi, pas une maladie ne réclame aussi fré-
quemment l'emploi des purgatifs, et ils sont d'autant plus
efficaces, que, tout en évacuant le principe morbide, ils
guérissent la cause productrice.

Les *dragées toni-purgatives orientales* remplissent mer-
veilleusement ces deux conditions, aussi n'est-on pas sur-
pris de l'effet extraordinaire qu'elles produisent parfois
dans ces graves maladies, le mal disparaît comme par en-
chantement, après avoir résisté bien longtemps à tout autre
moyen.

Le mode d'administration de ces *dragées* est de *trois*
à *quatre*, deux jours de suite. se reposer deux jours,
et recommencer le traitement *deux jours*, ainsi de suite
jusqu'à parfaite guérison.

Les préparations de Scille, de Digitale, le Nitrate, l'Acétate
de potasse, les tisanes Diurétiques, etc., sont conseillées ;
si on veut y avoir recours, il faudra prendre avis d'un médecin, sans oublier toutefois que l'usage des dragées est
parfaitement compatible avec celui de tout autre remède, et
qu'il sera toujours le plus efficace.

Fièvres.

Il est rare que les fièvres se déclarent sans signes précurseurs. des malaises indéterminés, des maux de tête,

des envies de vomir, la perte de l'appétit, des faiblesses, etc., en sont presque toujours les avant-coureurs. Si alors on a la précaution de se purger une ou deux fois, le mal est évité, avec tous les désordres qu'il peut occasionner dans l'organisme.

La *fièvre*, déclarée, si elle est grave, qu'on appelle le médecin; si elle est légère et bien réglée, qu'on prenne deux fois les jours où il n'y aura pas d'accès, et selon l'âge, *vingt-cinq* à *cinquante centigrammes* de sulfate de quinine, dans quelques cuillerées d'eau sucrée, et qu'on se purge deux fois, à trois jours de distance, avec les *dragées* (voir *doses*, avant-propos).

Il y a bien des cas où l'emploi seul des *dragées* sera suffisant. On pourra donc commencer par là toutes les fois que la fièvre sera *peu intense*, et n'avoir recours à la quinine qu'en second lieu.

Parmi le grand nombre de ces affections, il en est qui résistent aux moyens ordinaires; ni les purgatifs, ni les sels de quinine ne peuvent guérir entièrement et d'une manière durable, l'individu qui en est atteint; il faudra alors qu'il ait recours aux amers; il prendra jusqu'à guérison trois tasses par jour, d'une infusion de Quina, de Gentiane, de Centaurée, etc., à son choix, et il se purgera tous les quinze jours avec les *dragées*.

Pléthore.

Maladie, ou plutôt prédisposition aux maladies des gens qui ont une tendance à l'embonpoint, le mot *pléthore* exprime une surabondance de sang et d'humeur dans les vaisseaux; cet état est caractérisé par les symptômes suivants: Somnolence, Vertiges, Rougeur des yeux et de la face, pulsations très-fortes des artères carotides, Gonflement outre mesure des veines du cou, tous signes précurseurs d'une congestion sanguine au cerveau, et d'une attaque d'*apoplexie* ou de *paralysie*.

Les professions libérales, les gens de bureau, les rentiers, fournissent presque exclusivement le contingent de cette affection plus ou moins grave, bonne table, peu de travail, surtout manuel, telles sont les causes premières, les prédisposantes constitutionnelles, y sont aussi pour beaucoup.

Les individus sujets à cette maladie, car c'en est une, disait un célèbre médecin, *de trop bien se porter*, devront au moins tous les mois prendre les *dragées* à *dose purgative* (voir *doses*, avant-propos), et souvent ils en prendront *une* ou *deux* avant leur repas principal ; prises ainsi, elles produiront l'effet le plus salutaire, en stimulant les intestins, en activant leurs fonctions, elles ouvriront un bief par ou s'écoulera le trop plein des vaisseaux, au plus grand avantage du cerveau et de tout le système sanguin, une vigueur, un Dispos, un bien être inconnu depuis longtemps en seront la suite ; celui qui en fera usage se sentira rajeuni, et en effet, le sang est-il gêné dans sa circulation, tout est dans l'atonie, tout languit, le cerveau, siége de la vie animale et intellectuelle, est *menacé* de congestion, les esprits vitaux y affluent, s'y pressent en désordre, il n'a plus sa liberté d'action, la vie s'en va.

D'ailleurs, si on ne remédie à cet état, outre les graves accidents qui peuvent subitement s'en suivre, il engendre des Malaises quotidiens, des Catarrhes chroniques, l'Asthme, les fluxions de poitrine, et enfin, l'Impotence prématurée.

Régime végétal, pas de liqueurs alcooliques, boissons acidulées, exercice modéré.

DRAGÉES TONI-PURGATIVES ORIENTALES
N° 2.
GOUTTE ET RHUMATISMES.

Goutte.

La *goutte* est une maladie sérieuse, et son principe morbifique, l'acide unique et l'urate de soude. C'est une phlegmasie des parties fibreuses et ligamenteuses des articulations, causée par le trop plein des vaisseaux lymphatiques, souvent, cette maladie est très-difficile à distinguer des diverses espèces de *rhumatismes*, comme le rhumatisme articulaire, elle est presque toujours caractérisée par l'inflamation des parties affectées ; la *goutte* se fixe presque toujours sur les petites articulations, en commençant ordinairement par celle du gros orteil, pour se porter de là parfois sur presque toutes les parties du corps, les unes après les autres et compromettre même l'existence.

Le *rhumatisme articulaire* attaque au contraire toujours les grandes articulations et se porte beaucoup plus facilement d'une articulation à l'autre. Leur gonflement extérieur, sans rougeur, le distingue encore de la goutte avec laquelle il a d'ailleurs tant de rapports, qu'on le nomme *rhumatisme goutteux*.

En tout cas s'il y a erreur de diagnostic, les conséquences n'en seront point fâcheuses, car ces deux maladies, quoique causées par des circonstances différentes, exigent à peu près le même traitement curatif et préventif, savoir, les *purgatifs*, les *diurétiques*, les *toniques*, et les *anti-phlogistiques*.

La *goutte*, avons nous dit, est une maladie séreuse, et son principe morbifique l'*acide urique* et l'*urate de soude*. Le mal étant connu ainsi que ses causes il s'agit de trouver le remède ; ce remède devra agir d'abord comme évacuant et comme diurétique, puis comme fortifiant pour aider les organes dans la crise qu'ils traversent, et enfin comme antidote du principe morbifique.

Telles sont les *dragées toni-purgatives orientales n° 2*; leur action n'a rien de violent, rien de nuisible, ce qui ne peut peut-être *se dire* de tous les *spécifiques* de la goutte.

On en prendra dès le début de la maladie, une *dose purgative*, qui devra produire le moins *quatre à cinq* selles, cette dose ne sera déterminée que par l'expérience qu'on aura de leur effet. Elle variera de *trois à six* dragées. et même *huit*, mais rarement plus de *cinq* seront nécessaires, on commercera donc par *trois*, on continuera ainsi si ce nombre agit suffisamment, on l'augmentera progressivement si l'évacuation n'est pas assez forte, jusqu'à la quantité nécessaire : alors on sera fixé, cette quantité servira de guide à l'avenir, si on en prenait plus de *trois*, on les prendrait en *deux fois* à demi-heure d'intervalle.

Si les premiers symptômes apparaissaient dans la journée, le soir même, on prendrait les *dragées*, et le lendemain matin à jeûn, on en prendrait une *seconde dose*. S'ils se déclaraient pendant la nuit, on en commencerait l'usage dès le matin, et on réitérerait le jour suivant à la même heure ; on pourrait même les employer *deux fois* dans la même journée, matin et soir, alors on n'en prendrait pas le lendemain matin.

Entre chaque accès on renouvellera *deux jours* de suite leur emploi, en les prenant le matin.

On devra *s'abstenir* d'aliments solides trois heures avant et trois heures après l'absorption de ces dragées, quel nombre que l'on prenne. Le malade boira à son choix, quelques verrées d'infusions tièdes, de Tilleul, de Sureau, de feuilles de Frène, de Camomille, etc., il gardera la chambre et même le lit afin d'éviter autant que possible tout changement de température

Si à la *première dose* des *dragées*, l'attaque de *goutte* ne s'arrêtait pas, ce qui arrivera souvent, elle en sera considérablement diminuée de durée et d'intensité,

Malgré ces soins, si les douleurs étaient trop violentes, ce qui pourra arriver dans la *goutte aiguë*, on les calmera en frictionnant légèrement les parties affectées, avec un mélange de *trois parties* de baume tranquille et *une partie* de chloroforme.

La nourriture sera substantielle, mais composée d'aliments d'une facile digestion, vin coupé avec l'eau de Vals n° 3, demi-bouteille p r jour.

On ne prendra pa les dragées quand les douleurs seront à leur *paroxisme*, mais à leur début comme nous l'avons dit, ou à leur décroi sance, si donc on en avait pas à l'appa-

18

rition du mal, il faudrait attendre le *cinquième* et même le *sixième* jour, selon la durée du premier accès, et alors en faire usage, comme il a été indiqué.

Il arrive souvent dans la goutte *chronique*, que les crises n'ont rien de régulier, et se prolongent, parfois, des mois entiers ; ou sont même continuelles ; dans ces circonstances, le goutteux devra prendre tous les deux jours, le matin ou le soir, *une* ou *deux dragées* selon l'effet qu'elles lui produiront, et l'intensité de la maladie, et tous les huit jours, le matin, une *dose purgative*, jusqu'à guérison.

L'*altération* de la *digestion* est presque toujours après l'hérédité, et même avant l'hérédité, la cause première de la *goutte*, les fonctions digestives sont troublées par des aliments trops succulents et pris en quantité trop grande, les vins fins, les liqueurs alcooliques qui les accompagnent ne font qu'aggraver le mal, tenant la place des sucs gastriques, s'opposant même à leur sécrétion, sans pouvoir bien entendu les remplacer dans le travail de la digestion, la tempérance dans le boire et dans le manger est donc de rigueur chez les gens goutteux, sous peine d'empirer leur position.

Le meilleur préservatif de cette douloureuse affection sera, apres une hygiène convenable, de prendre de temps à autre, une *dragée toni-purgative orientale n° 1*, avant le repas principal, et tous les mois, une *dose purgative* (voir *doses*, avant-propos) de ces mêmes dragées, ne jamais employer ainsi les dragées n° 2.

Rhumatismes.

Les causes principales et premières du *rhumatisme* sont le froid humide, les refroidissements, la suppression lente ou brusque de la transpiration. Cette maladie a son siège dans le système fibreux des articulations ou dans les muscles et les aponevroses ; de même que la *goutte*, c'est une affection séreuse qui se développe du dehors au dedans, pendant que la goutte, au contraire, se développe du dedans au dehors.

On le reconnaît à la douleur qui l'accompagne constamment, surtout pendant les mouvements, à la mobilité de cette douleur, à son exaspération par les vicissitudes atmosphériques, souvent à l'*enflure* de la partie malade avec *fièvre* ou sans fièvre, etc.

Tous les âges y sont sujets, et pas une maladie n'est aussi commune dans nos climats.

Que le rhumatisme soit *articulaire aigu, musculaire aigu, chronique, viscéral,* qu'il attaque quelque partie que ce soit du corps, qu'il y ait enflure ou non, sa nature est toujours la même.

Il débute le plus souvent par de la courbature, des frissons irréguliers, un mouvement fébrile, un sentiment de gêne dans une ou plusieurs articulations, etc. A l'apparition de ces malaises précurseurs, il faudra se hâter d'employer les *dragées* n° 2, comme il a été indiqué pour le début de la goutte et avec les mêmes précautions ; les enfants en prendront moins, selon leur âge. Pendant le cours de la maladie *aiguë* et dans le rhumatisme *chronique,* on prendra ces dragées de la même manière qu'elles sont prescrites pour la goutte chronique ; elles agiront comme calmant, comme dérivatif et comme évacuant des *fluides concentrés,* qui sont certainement la cause secondaire et *efficiente* des douleurs rhumatismales. Tout porte en effet à croire, que ces maladies sont causées uniquement par la suppression de la transpiration, le liquide sécrété par cette importante fonction, se portant sur les systèmes séreux, fibreux et musculaire.

De même que pour la *goutte,* ces dragées administrées à temps empêcheront souvent le mal de se développer, et si la maladie se déclare quand même, elle sera certainement moins violente et de plus courte durée.

Pendant le traitement et jusqu'à guérison, régime antiphlogistique, eau tiède gommée, infusions de Saponaire, de feuilles de Frêne, de Sureau, de Guimauve, sucrées, si l'on veut, avec le sirop des cinq racines ou celui de feuilles de noyer ; ajouter souvent à ces infusions *deux grammes* de nitrate de potasse par litre, qu'on boira dans la journée. Ce sel agira comme calmant et comme diurétique, l'*acétate d'ammoniaque*, s'il n'y a pas de fièvre ou si elle est légère, à la dose de *cinq* et même de *dix grammes* par litre de boisson, produira aussi de très-bons effets sudorifiques ; on pourra en faire usage de la sorte tous les quatre à cinq jours.

Si les douleurs étaient vives, cataplasmes émollients, arrosés de baume tranquille ou d'huile de morphine, vésicatoire, sangsues, etc, selon la gravité des attaques.

Le malade fera usage d'aliments d'une facile digestion, observera même la diète si la digestion augmentait les douleurs.

Ce que nous avons dit relativement à l'emploi des *dragées toni-purgatives orientales n° 1*, comme préservatif de la goutte, nous le répétons pour le *rhumatisme*; nous conseillons surtout aux Rhumatisants, de se vêtir avec soin, d'éviter tout refroidissement, tout arrêt lent ou subit de la transpiration, de la sueur, cet exutoire naturel des principes morbides qui peuvent exister dans l'organisme.

A. DUBUIS,

Pharmacien, *dépositaire général.*

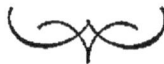

DRAGÉES DE LACTATE DE FER
de DUBUIS, *pharmacien.*

Cette préparation, honorée de l'approbation de l'Académie de médecine, a été reconnue par la Commission qu'elle nomma à l'effet d'en connaître l'efficacité, comme la meilleure des préparations ferrugineuses :

« Il n'est aucun de nos malades qui ne se soit bien trouvé de l'usage du LACTATE DE FER, etc. » dit le rapporteur, M. le docteur Bouillard, professeur à la Faculté de médecine de Paris.

Ces dragées doivent donc être employées avec confiance, et de préférence à toutes autres préparations ferrugineuses, dans les nombreux cas de *chlorose,* (pâles couleurs), chlorose avec leucorrhée (pertes blanches), chlorose avec amenorrhée (suppression des règles), chlorose d'anémie (appauvrissement du sang), etc., etc. C'est un tonique puissant dont on ne fera jamais usage en vain dans l'affaiblissement et la débilité.

On doit prendre avis d'un médecin pour l'emploi de ces dragées, afin qu'il indique la dose la plus appropriée au mal et à la personne. Cependant, si on ne la connaissait pas, elle est le plus généralement pour les adultes de 6 à 12 par jour, en commençant par deux le matin, deux à midi, et deux le soir, augmentant graduellement d'une par jour jusqu'è 12. Arrivé à cette quantité, s'il y avait fatigue, ce qui arrive très rarement, il faudrait diminuer d'une par jour, jusqu'à la dose supportée sans malaise.

Les enfants en prennent moins, selon l'âge.

L'effet de ce médicament est assuré ; mais, comme de toutes les préparations ferrugineuses, si on veut éviter les rechutes, il faut en continuer l'usage longtemps après cessation de tout symptôme de maladie.

PRIX de la boîte de 140 dragées . . . 4 fr.
PRIX de la boîte de 65 dragées . . . . 2 fr.

Franco par la poste.

ELIXIR STOMACHIQUE

ANTI-NERVEUX, TONIQUE ET FÉBRIFUGE,

au quinquina jaune,

à l'écorce d'oranges amères et à la rhubarbe

PRÉPARÉ AU VIN D'ESPAGNE

PAR

DUBUIS, pharmacien.

Cette liqueur sucrée d'une saveur fort agréable, est suppor-tée par les estomacs les plus difficiles, les plus délicats ; c'est le remède par excellence des convalescents, des personnes faibles, débiles par tempérament, par excès de travail, ou par suite de maladies, elle *facilite* singulièrement la *digestion*, calme les spasmes nerveux de l'estomac ; fortifie cet organe, lui fait digérer et supporter facilement les aliments qui auparavant le fatiguaient, et par là fortifie tout l'organisme.

Le vin de Malaga, tout en étant par lui-même un tonique et un stomachique, est en effet le meilleur dissolvant des principes actifs, des substances médicamenteuses héroïques qui entrent dans la composition de cet élixir. et en s'en sa-turant, il en corrige l'amertume, par sa saveur douce et suave.

On prend de cet élixir une cuillerée à bouche avant les principaux repas.

Prix du flacon : 2 fr. 50 c.

Rendu franco à Lyon, désigner la maison où il devra être déposé.

PASTILLES VERMIFUGES

DE

DUBUIS, *pharmacien.*

Ces pastilles, dont l'efficacité est reconnue et appréciée depuis des années, a été dans le temps l'objet d'un rapport très-favorable du savant professeur Bouchardat, à l'Académie de médecine, aussi leur débit ne s'étendant d'abord pas au delà du cercle de notre clientèle, a-t-il atteint aujourd'hui et même dépassé les limites de l'Europe. Cette préparation réunit, en effet, tous les avantages d'un bon vermifuge sans le moindre inconvénient, c'est un bonbon que les enfants prennent avec plaisir, il est dosé sûrement, se conserve indéfiniment, et convient à l'adulte, comme à l'enfant du plus jeune âge.

Dans chaque boîte est jointe une instruction, indiquant les doses à prendre selon l'âge.

Prix de la boîte : 1 fr. 25 c.

Franco par la poste.

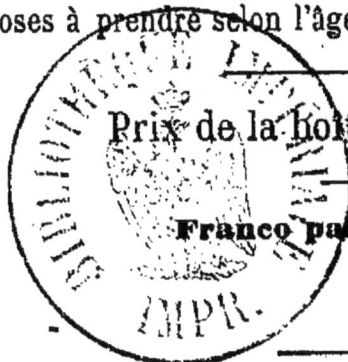

Valence, imp. Céas et fils. 45.

www.ingramcontent.com/pod-product-compliance
Lightning Source LLC
Chambersburg PA
CBHW070146200326
41520CB00018B/5318